AF611609

MÉMOIRE

ET OBSERVATIONS

SUR L'HYDROPISIE

DU BAS-VENTRE.

Cinq exemplaires de la présente édition ont été déposés à la Direction de la Librairie.

Je déclare que je poursuivrai tout contrefacteur ou débitant d'édition contrefaite.

Simon.

Nantes, Imprimerie de Busseuil frères.

MÉMOIRE
ET OBSERVATIONS
SUR L'HYDROPISIE
DU BAS-VENTRE;

AVEC UN NOUVEAU MOYEN CONTRE CETTE MALADIE.

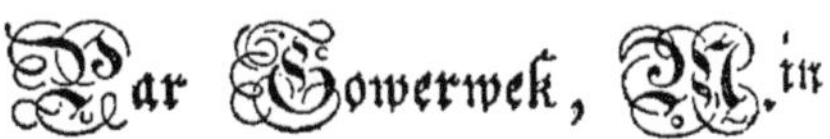

Prix : un franc, franc de port, par la poste.

AUX HERBIERS (Vendée),

CHEZ SIMON, LIBRAIRE ÉDITEUR.

Juillet. = 1826.

MÉMOIRE

ET OBSERVATIONS

SUR L'HYDROPISIE

DU BAS-VENTRE.

La première question que l'on se fait quand on s'occupe de recherches sur l'hydropisie, est celle-ci : est-ce une maladie, et, si elle en est une, est-ce une maladie quelque fois primitive ou toujours secondaire ? Pour résoudre ce problême, il faudrait d'abord décider ce qu'on doit entendre par maladie : ce n'est pas ici le lieu convenable pour entrer dans cette discussion ; tout ce qu'on peut dire, c'est que l'hydropisie, telle que nous allons la définir, est le résultat d'un état morbide dont il faut étudier les rapports avec l'inflammation et l'hémorragie ; la question se réduit à savoir si cet état morbide est *sui generis*, ou s'il est une suite accidentelle de l'inflammation, une nuance de l'irritation, l'irritation d'un ordre particulier de vaisseaux, ou l'atonie des tissus qu'il affecte. On ne peut douter de la nécessité d'une modification organique, pour que la sérosité soit exhalée à la surface de la plèvre, par exemple, au point de s'y accumuler et d'y former une collection considérable. Cette modification ne peut être qu'un accroissement de la fonction du tissu, effet d'une irritation, mais d'une nuance différente de celle qui donne lieu momentanément à la dessication de la surface des membranes, comme il arrive dans les premiers temps et à l'époque du plus haut degré de leur inflammation. L'observation démontre que les phlegmasies des séreuses, par exemple, qui ne sont pas suivies d'une suppuration proprement dite, comme les inflammations du tissu cellulaire, déterminent une abondante exhalation de sérosité, dont une partie se concrète en flocons, en couches membraniformes. Mais les signes de l'inflammation préalable des tissus ne sont pas toujours appréciables, l'inflammation ne réside pas toujours dans le tissu qui exhale la sérosité surabondante. Ainsi à l'ouverture du cadavre, on ne trouve parfois absolument aucune trace d'altération de structure au péritoine ou à la plèvre, mais le foie est squirreux, ou le poumon est tuberculeux; dans ce cas, s'il n'y a pas eu d'inflammation primitive des membranes qui revêtent ces viscères, il est certain qu'une irritation sympathique de ces membranes à donné lieu à l'exhalation surabondante de sérosité, en vertu de la grande loi qui fait qu'un organe augmente d'action quand vient à languir celle de l'organe avec lequel il est le plus intimement lié.

Lors même que l'hydropisie est le résultat de l'inflammation d'un viscère voisin seulement du tissu qui en devient le siège, elle est donc toujours le résultat d'un surcroît local d'action; il n'y a donc pas d'hydropisies passives, pas plus que d'hémorragies passives ou de sueurs d'expression. Boerhaave a pu dire que *l'obstruction* d'un viscère enflammé ou squirreux entraînait l'hydropisie de la membrane voisine, par suite de l'obstacle apporté au retour de la lymphe ; cette théorie surannée ne mérite pas qu'on s'y arrête, et l'on est étonné de voir Broussais la reproduire sous le nom d'hydropisie par obstacle à la circulation, genre d'hydropisie sur lequel il ne s'explique pas, donnant en cela l'exemple d'une réserve qu'il abandonne constamment quand il trouve le plus petit coin où placer sa gastrite.

C'est en vain qu'on prétendrait aujourd'hui que l'hydropisie dépend tantôt de l'augmentation d'action des vaisseaux exhalans, tantôt de la faiblesse relative de l'action des absorbans, tantôt seulement de la faiblesse de ces derniers, devenue telle relativement à l'exhalation qui demeure la même ; tantôt de la faiblesse radicale des exhalans, qui laissent échapper la sérosité en trop grande quantité, tantôt enfin de la trop grande énergie des absorbans du poumon, par exemple : ce sont là des jeux d'imagination. Qui a vu ces exhalans et ces absorbans ? qui les a vus forts, qui les a vus faibles ? L'état morbide des absorbans et des exhalans, dit avec raison Itard, considéré comme cause prochaine de l'hydropisie, et abstraction faite des maladies propres aux tissus qui les supportent, ne peut être rigoureusement déterminé, et toute division nosologique, tout plan de traitement, qui portent sur cette base mal assurée, sont, par là même, aussi précaires que défectueux.

On admet, comme cause de l'hydropisie, outre l'état morbide, c'est-à-dire l'inflammation des organes contenus dans les cavités splanchniques, on admet, disons nous, les lésions du système sanguin, telles que la pléthore ou l'augmentation de la masse du sang, l'anémie ou la diminution de la masse de ce liquide, opérée, entr'autres causes, par une hémorragie, la prédominance de la partie blanche du sang sur la partie rouge, les embarras de la circulation, par suite d'affections du cœur ou des gros vaisseaux, et, enfin, l'accélération du cours du sang. Mais la pléthore ne peut donner lieu à l'hydropisie sans déterminer, au préalable, une vive irritation ou plutôt une véritable inflammation du tissu qui doit en être affecté, ainsi qu'on peut s'en convaincre dans l'anasarque dite active, dont les symptômes inflammatoires sont manifestes. L'anasarque, en pareil cas, n'est qu'un symptôme de phlegmasie manifeste. Les hémorragies les plus copieuses, les plus fréquemment répétées, ne déterminent l'hydropisie que chez les sujets affectés d'inflammation; encore, lorsqu'elle a lieu, est-on en droit de nier qu'elle ait été le résultat des saignées, plutôt que de l'inflammation elle-même, dont on n'a obtenu qu'une résolution incomplète. La prédominance de la partie blanche du sang sur sa partie rouge, est ordinairement présumée plutôt que connue; cet état n'a jamais seul donné lieu à l'hydropisie; de telles assertions demanderaient à être prouvées par ceux qui les avancent, et, par cela seul qu'elles ne le sont pas, nous sommes dispensés de prouver le contraire. Peut-on apporter, en preuve de la surabondance de cette partie du sang, les cas où l'hydropisie s'est manifestée à la suite d'un séjour prolongé dans l'eau, au milieu d'une atmosphère humide, après l'ingestion d'une grande quantité d'eau, ou l'introduction de ce liquide dans les veines? Ce dernier fait est au moins contestable; quant aux autres, ils démontrent seulement que les membranes séreuses et le tissu cellulaire sont des réservoirs, où l'action organique dépose quelquefois des liquides surabondans relativement au corps qui les contient; mais qu'il en arrive ainsi quand le sang contient plus de sérosité que de fibrine, c'est, encore une fois, ce que rien ne prouve directement. Dans tous les cas, cette exhalation d'un liquide surabondant, de la substance aqueuse introduite en trop grande quantité dans l'organisme, prouve en faveur de notre opinion sur le surcroît d'activité des agens de l'exhalation dans toutes les hydropisies. En effet, celles dont il s'agit sont précisément celles qu'on attribue à la faiblesse et à des causes prétendues débilitantes, parce qu'elles affaiblissent l'action musculaire. Les embarras de la circulation ne produisent pas l'hydropisie, comme la ligature d'une veine produit l'engorgement d'un membre, excepté quand il y a un rétrécissement véritable entre la partie et le cœur, sur le trajet des veines. L'obstruction du canal thoracique ne donne pas lieu à l'hydropisie, comme on l'a prétendu. Lorsque l'obstacle à la circulation est entre le cœur et la partie malade, sur le trajet des artères, l'hydropisie n'en est pas la suite. Si, au déclin de presque toutes les maladies du cœur et des gros vaisseaux, on voit survenir l'hydropisie, ce n'est pas en raison de l'obstacle au cours du sang, mais plutôt parceque la partie séreuse du sang est versée en plus grande abondance que de coutume, dans les cavités séreuses et dans le tissu cellulaire, afin de diminuer d'autant la masse d'un liquide qui ne circule plus qu'avec peine ; ce n'est donc pas par une rétention mécanique. Même, dans le cas de compression ou de ligature des veines, on pourrait avancer qu'il y a exhalation accidentelle de sérosité ; car, enfin, ce n'est pas du sang qui s'accumule. L'accélération du cours du sang nous paraît ne pouvoir pas donner lieu à l'hydropisie ; si le cœur exerçait sur les agens de l'exhalation tout l'empire qu'on lui suppose, ce serait du sang et non de la sérosité qui serait exhalé, au moins le plus souvent; car pourquoi de la sérosité seulement, puisque la partie blanche et la partie rouge seraient poussées en même temps?

Nous nous croyons autorisés à poser en principe que toute hydropisie suppose un excès d'exhalation; cette exhalation surabondante est-elle toujours dépendante d'une phlegmasie proprement dite du tissu dans lequel elle a lieu? non, c'est pourquoi il importe de distinguer, autant que faire se peut, pendant la vie, l'hydropisie provenant de l'inflammation d'un tissu voisin, et, enfin, celle qui est due à l'interruption plus ou moins complète du mouvement circulatoire : non pas que ces trois ordres de causes déterminent l'hydropisie d'une manière différente, mais afin de savoir quel état morbide on a à combattre pour faire cesser l'hydropisie, c'est-à-dire pour faire qu'il n'y ait plus de sérosité accumulée dans telle cavité ou dans tel tissu organique; à quoi il faut ajouter que l'inflammation qui produit directement l'hydropisie du tissu qu'elle affecte, varie de degré au point que parfois elle ne laisse d'autre trace que l'hydropisie elle-même, ce qui fait qu'en pareil cas on a cru devoir recourir à de vaines idées d'atonie des exhalans. C'est ainsi qu'en niant ou en méconnaissant les traces de l'inflammation, on finit par ne la voir nulle part, et l'on fait autant de maladies essentielles de chacun de ces produits.

Il résulte de ce qui précède qu'il n'y a point d'hydropisies essentielles, non plus que d'hydropisies asthéniques ou passives. Si l'hydropisie survient de préférence chez des sujets qui ont été soumis à l'action de causes réputées débilitantes, elle est l'effet, non pas de la faiblesse produite par ces causes, mais de la répulsion opérée, vers les membranes séreuses ou le tissu cellulaire, par ces mêmes causes.

Itard a exposé, avec beaucoup de soin, les divers états morbides des organes contenus dans les cavités splanchniques qui entraînent à leur suite l'hydropisie. Il serait inutile de s'arrêter ici à prouver que ces lésions sont le produit immédiat ou médiat de l'inflammation. Son opinion que les organes en proie à l'hydropisie sont susceptibles de s'enflammer par un travail morbide, analogue à celui de quelques érysipèles de mauvais caractère, annoncent que cet observateur attentif avait bien reconnu l'extrême fréquence de l'inflammation dans l'hydropisie ; mais que, par suite de la théorie du temps, il était forcé d'en faire un effet de ce dont elle est la cause.

Cet auteur range dans l'ordre suivant les lésions organiques susceptibles de déterminer l'hydropisie : Ce sont d'abord les anévrismes du cœur et des gros vaisseaux, les engorgemens du foie, puis les maladies chroniques de l'ovaire ; dans cette énumération, il n'a eu en vue que d'indiquer les lésions qui ne se bornent pas à occasionner un épanchement dans la cavité qui les renferment : celles-ci sont, dit-il, les plus nombreuses ; nous ajouterons que ce sont les phlegmasies, surtout chroniques, de tous les viscères enveloppés de membranes séreuses, et surtout celles de ces membranes. N'est-ce pas, en effet, le plus ordinairement, d'une arachnoïdite que dépend l'hydrocéphale, d'une pleurésie que provient l'hydrothorax, d'une péritonite que dépend l'ascite ? On dit que l'ascite est, le plus souvent, l'effet d'une maladie du foie ; mais sous ce nom ne comprend-on pas toute inflammation du péritoine hépato-diaphragmatique ? ne serait-on pas autorisé d'après cela à attribuer l'hydrothorax à une maladie du poumon plutôt que de la plèvre? Certains états du foie, dans l'hydropisie ascite, ne peuvent-ils pas être comparés à celui du poumon déprimé et réduit au quart ou au sixième de son volume dans l'hydrothorax? Est-il bien certain que cette réduction du poumon soit un effet purement mécanique de la compression du viscère par le liquide? Ce sont là autant de problêmes à résoudre; en attendant leur solution, ne craignons pas de dire que l'hydropisie dépend de l'inflammation des membranes séreuses, plus souvent encore qu'on ne le pense.

Rien ne prouve davantage la fréquence de ces inflammations que ce qu'on appelle *hydropisie enkystée*, c'est-à-dire la présence d'un liquide, ordinairement séreux, dans des poches membraneuses formées à l'intérieur des membranes séreuses ou de quelques viscères, du foie principalement, évidemment par suite d'un épanchement d'albumine, qui donne lieu à des adhérences, à la formation de cellules dont les parois finissent par s'organiser. Telle paraît être l'origine, non-seulement des kystes, mais encore des hydatides, si on en juge d'après quelques faits observés par des hommes versés dans la science médicale vétérinaire.

Il est quelques personnes qui semblent disposées plus que d'autres à contracter des hydropisies, si on en juge par la facilité avec laquelle leurs membres inférieurs se gonflent à la suite d'une fatigue légère, d'un excès de table, d'un léger dérangement dans la menstruation; leurs paupières sont habituellement bouffies, ou bien se remplissent de sérosité; leurs chairs sont flasques, leur peau blafarde; on aurait tort d'en conclure néanmoins que ces personnes soient destinées à mourir d'hydropisie; fort souvent, au contraire, une abondante diarrhée termine leur existence ; mais enfin on voit plus souvent des personnes de cette constitution devenir hydropiques que d'autres. La prédominance du systême lymphatique peut donc être comptée au nombre des causes qui favorisent le développement de l'hydropisie.

Dire de l'hydropisie qu'elle règne de préférence dans les lieux bas et humides, environnés de montagnes et exposés aux vents du midi, qu'elle affecte plus particulièrement les femmes, les enfans, les personnes âgées, et notamment l'âge de l'adolescence, c'est répéter, pour la première partie de cette proposition, ce que tous les médecins ont constaté à l'unanimité ; quant à la seconde partie, c'est dire que tous les âges de la vie y sont exposés, ce qui n'est point exact. Cette proposition est trop générale : l'adolescence n'est point l'âge où aucune hydropisie se montre plus souvent ; l'hydropisie de la tête est seule commune chez les enfans, tandis que dans le déclin de l'âge on voit survenir l'ascite, la plus fréquente de toutes les hydropisies. Relativement aux âges, les hydropisies suivent absolument les mêmes rapports de fréquence que les phlegmasies, et l'on ne doit pas s'en étonner, puisque l'inflammation est la cause prochaine la plus fréquente de l'hydropisie. Ce qu'on a dit de l'endémicité de l'hydrocéphale en Angleterre et à Genève, n'est pas complètement démontré, c'est-à-dire qu'il n'est pas prouvé que cette hydropisie soit moins commune dans le reste de l'Europe. L'endémicité spéciale de l'hydrothorax et de l'hydropéricarde sur les côtes d'Andalousie plutôt qu'ailleurs, est un conte à dormir debout, que de bons esprits n'auraient pas dû répéter.

L'humidité de l'air est certainement une condition favorable à la formation et surtout à l'accroissement de l'hydropisie ; dans l'automne on voit le ventre des ascitiques prendre en peu d'heure un volume plus considérable, quand l'humidité de l'atmosphère augmente.

Toutes les causes qui favorisent l'action de l'humidité sur le corps vivant, sont donc susceptibles de contribuer, plus ou moins directement, à la production de l'hydropisie. Nous nous croyons dispensés d'insister sur les autres causes de cet état morbide, puisque ce sont toutes celles des inflammations des membranes dans lesquelles l'accumulation de sérosité a lieu, des organes voisins de ces membranes, ou bien du trouble déterminé dans la circulation par les affections du cœur et des gros vaisseaux.

Toutes les circonstances qui opèrent la suppression de la perspiration cutanée paraissent devoir être des causes très-puissantes de l'hydropisie ; on le pense généralement ; peut-être est-ce seulement de cette manière que le séjour prolongé dans l'eau détermine l'anasarque ou l'ascite, maladies attribuées en pareil cas, à une absorption considérable du liquide dans lequel le corps a séjourné. Cependant il paraît que c'est plutôt la cessation de la sécrétion, et peut-être d'une perspiration peu connue des membranes muqueuses, qui donne lieu à l'hydropisie, si l'on fait toutefois abstraction des cas où elle survient par l'effet d'une pleurésie, d'une péritonite, produites elles-mêmes par un refroidissement de la peau.

Dans l'état actuel de la science, il serait impossible de tracer une histoire générale des phénomènes des hydropisies. Elles n'ont point de symptômes communs, parce que les parties dans lesquelles elles ont lieu n'ont presque rien de commun dans leurs rapports avec l'extérieur ; les symptômes les plus apparens dans toutes les maladies dont le siège est profond sont ceux qu'offrent les fonctions; or ces fonctions varient dans ces différentes parties, ou du moins ce qu'elles ont de commun est précisément ce qu'on connaît le moins.

Les hydropisies actives et les passives, admises par quelques auteurs, n'ont pas seulement été adoptées comme division spéculative, on a cru devoir en faire l'application à la pratique. C'était renouveler ce que les anciens ont dit de l'hydropisie *chaude* et de l'hydropisie *froide*, l'une avec tout l'appareil d'un système circulatoire énergique, de la chaleur et des douleurs, l'autre avec phénomènes de langueur dans la circulation, température peu élevée du corps, surtout de l'organe affecté, et absence de douleur. Ces deux états symptomatiques opposés se succèdent chez le même sujet; on voit presque toujours l'hydropisie chaude ou active être suivie de l'hydropisie froide ou passive; je n'ai, je l'avoue, jamais vu d'hydropisie passive, froide, ou si l'on veut *séreuse*, sans qu'une douleur ne l'ait précédé, excepté quand elle s'établit subitement dans l'encéphale. Il est utile de constater si l'état de la circulation annonce de la faiblesse, de la suractivité, ou l'enrayement du mouvement du cœur, s'il est permis de s'exprimer ainsi; mais que font à la nature de la lésion primitive les variations des symptômes sympathiques? Il n'est pas d'hydropisie qui ne soit chaude à son début, et froide au déclin de la vie, pour tout observateur attentif: dira-t-on que la maladie change de nature, quoique les symptômes les plus immédiats soient les mêmes? Nous nous croyons autorisés à poser en principe que les hydropisies ne sont pas plus froides ou asthéniques dans leurs symptômes que dans leur cause prochaine. Ce que nous avons dit des hémorragies *passives* et ce que nous dirons des inflammations *passives*, s'applique également ici, quoiqu'il soit vrai de dire que l'hydropisie n'est pas souvent accompagnée de symptômes sympathiques annonçant une surexcitation, par la raison fort simple qu'ordinairement elle a lieu quand le sujet a subi un grande déperdition de matériaux, qui fait que l'action vitale se concentre au lieu de s'éparpiller.

Quels changemens subit un tissu devenu le siège d'une exhalation séreuse trop active? Quelle influence exerce-t-il sur les autres organes? On manque de données pour résoudre ces deux problêmes. On a beaucoup parlé de la macération des organes qui plongent dans le liquide épanché, de leur mollesse et de leur décoloration; mais parce qu'un tissu ne se décolore pas par cela seul qu'il exhale un liquide blanc, ces mêmes intestins, cet estomac mou, flasque, sont le siége ordinairement d'une vive excitation à leur surface interne; l'action de la macération s'arrêterait-elle donc à la membrane péritonéale? est-ce la macération qui surexcite la plèvre, le péritoine hydropique, au point de produire dans ces membranes les inflammations prétendues érysipélateuses dont on trouve si souvent les traces après la mort? Ces mêmes membranes, qu'on nous peint dans un état d'atonie si profond, ne contribueraient-elles donc en aucune manière aux douleurs que tous les hydropiques ressentent dans leur voisinage? partout où l'on scrute la pathologie, on trouve des restes du plus grossier humorisme, et, pour enrichir la médecine, en l'offrant avec toutes ses véritables richesses, il suffit presque de la dépouiller de cet oripeau.

Il n'est pas très-rare de ne trouver aucune trace appréciable de lésion dans les tissus hydropiques; mais il faut, à cet égard, faire d'importantes distinctions ; cette proposition , trop généralisée, devient fausse : ainsi , jusqu'ici on a dit que, dans l'hydrocéphale , l'arachnoïde n'offrait le plus ordinairement aucune trace d'état morbide , mais les travaux de Lallemand démentent cette assertion. Pour peu qu'on ait ouvert des cadavres, on sait combien il est peu fréquent de trouver la plèvre intacte dans l'hydrothorax , le péricarde dans l'hydropéricarde , le péritoine dans l'ascite ; reste donc le tissu cellulaire, qui , fort souvent ne paraît guère altéré. En somme , le plus ordinairement on trouve des traces d'inflammation dans le tissu hydropique ; quand on n'en trouve pas là , on en trouve dans un organe voisin , dans le foie , les ovaires , le poumon, le cerveau ; parfois ces viscères et la membrane qui les revêt ont été affectés de la même manière , peut-être même en est il toujours ainsi , quoique les suites n'en soient pas toujours aussi manifestes ; enfin , lorsque ni ces viscères ni les membranes voisines ne sont lésées d'une manière apparente, on peut affirmer par avance que le cœur ou les gros vaisseaux sont affectés. Reste donc un petit nombre de cas où l'ouverture des cadavres ne dévoile aucune lésion ; ces cas sont devenus bien peu nombreux depuis les progrès récens de l'anatomie pathologique, et il y a lieu de croire qu'ils le deviendront chaque jour davantage.

Tout ce qu'on avait dit du rôle important des lymphatiques dans l'hydropisie , ne s'est pas confirmé ; il y a des exemples d'oblitération du canal thoracique sans hydropisie ; c'est que les vaisseaux lymphatiques ne sont pas , non plus que les veines, les agens uniques de l'absorption , mais seulement, comme les veines , des conducteurs des liquides absorbés; d'où il résulte que lorsqu'un de ces ordres de canaux est devenu impropre au transport, l'autre y supplée.

De quelle nature est le liquide épanché dans les tissus hydropiques ? Quelles sont ses analogies avec la lymphe, le sérum du sang et l'urine, ainsi qu'avec la sérosité des vésicatoires ? Nous avons dit un mot des cavités qui se formaient par l'adhérence partielle des deux parties de la face interne des membranes séreuses, surtout de celle de l'abdomen, et des hydropisies partielles qui en résultent; c'est ce qu'on a nommé *hydropisie enkystée.* Lorsque l'hydropisie est due à la présence d'une grande quantité d'hydatides, il y a ce qu'on appelle *hydropisie hydatidique.*

Il est difficile de déterminer jusqu'à quel point l'hydropisie contribue à causer la mort des sujets qui en sont affectés. Il est fort aisé de dire qu'elle les fait périr par la compression des tissus autour desquels la sérosité s'épanche. N'est-il pas plus probable que la même cause qui donne lieu à l'épanchement, finit par entraîner la mort, soit que cette cause consiste dans une inflammation du tissu hydropique lui-même ou d'un organe voisin, soit que la simple surexcitation de l'action exhalante du tissu termine dans la circulation une dérivation telle, que cette importante fonction finisse par ne plus avoir lieu de la manière nécessaire pour que la vie continue. Si la compression, la macération produites par la sérosité entraînaient la mort, comment seraient-elles des années à venir chez des hydropiques dont le péritoine, la plèvre, et même l'arachnoïde sont surchargés d'un quantité considérable de ce même liquide.

Nous avons établi une distinction fort heureuse entre l'hydropisie *aiguë* et l'hydropisie *chronique.* La première se déclare et s'accroît rapidement, attaque, pour l'ordinaire, des sujets jeunes et robustes ; un pouls dur et plein, de la dyspnée, de l'insomnie, des douleurs dans les membres, la turgescence de la face, la peau chaude, troubles subits de la fonction du tissu des organes, tels en sont les symptômes communs. Elle dure au plus quelques semaines, à moins qu'elles ne passe à l'état chronique. L'hydropisie aiguë est assez rare pour que beaucoup de médecins n'en aient jamais vu, du moins si on ne donne ce nom qu'à l'état que nous venons d'indiquer ; mais quoi de plus commun qu'un épanchement peu abondant dans la cavité du péritoine, à la suite de la gastro-entérite aiguë très-intense, pour peu qu'il s'y soit joint un certain degré d'inflammation du péritoine ; est-il une seule péritonite à la suite de laquelle il ne se manifeste pas un certain degré d'ascite? Ne voit-on pas survenir assez souvent une anasarque légère et partielle à la suite des affections surtout abdominales, auxquelles on a donné le nom de *fièvres* ? N'est-il pas permis de penser qu'il en arrive autant à la plèvre, au péricarde, et même à l'arachnoïde, dans les pleurésies et les arachnoïdites très-intenses, qui ne font pas périr les sujets.

C'est ici le lieu de dire que l'hydropisie est si peu une maladie, qu'on n'ose souvent décider s'il y a la quantité suffisante de sérosité pour que l'on puisse affirmer qu'il y ait hydropisie. Il est démontré que, dans l'état de santé, les cavités des membranes séreuses ne contiennent pas de sérosité, et pourtant, quand on en trouve peu dans les cadavres, on ne regarde point la présence de cette humeur comme l'effet d'un état morbide. Selon les uns, c'est la suite de l'agonie ; selon les autres, c'est le résultat d'une altération cadavérique. Nous accorderons, si l'on veut, que les épanchemens ne se forment quelquefois que peu avant la mort, d'autant plus volontiers que ceux-là ont lieu le plus ordinairement, soit à la tête, soit dans la plèvre ou le péricarde ; nous accordons également qu'après la mort, la quantité de cette sérosité puisse augmenter, quoique cela ne soit pas très-sensible pour le péritoine, pour lequel cela devrait l'être. Mais n'est-il pas ridicule, le mot est dur, mais vrai, de décider gravement, comme l'a fait Corvisart, que moins de six à sept onces de sérosité trouvées dans le péricarde n'annonçaient pas un état morbide du cœur ou de son enveloppe? Au lieu de porter cette sentence, il fallait uniquement s'attacher à reconnaître les cas où il est possible d'annoncer que la sérosité, quelque soit sa quantité, a été exhalée peu ou beaucoup de temps avant la mort. Qu'aurait dit Corvisart au médecin qui aurait prétendu qu'au-delà de cinq onces, il y avait eu maladie? on commence à reconnaître ce que ces sentences magistrales ont d'inexact et de décourageant pour quiconque serait tenté de faire davantage pour la science. L'hydropisie est un des produits de l'irritation; pour qu'elle existe, il suffit que de la sérosité se trouve là où il n'y en a pas dans l'état normal. Des travaux d'anatomie pathologique ont prouvé qu'une quantité de sérosité si peu abondante qu'on ne peut la recueillir qu'avec peine, était souvent une trace, non équivoque, mais unique, d'une arachnoïdite reconnue avant la mort du sujet. Il y a loin de ces résultats à ceux que Corvisart aurait pu obtenir la balance à la main.

L'hydropisie aiguë, dit Itard, est la plus rare; le cerveau est, de toutes les parties, celle qui l'offre le plus fréquemment; viennent ensuite le tissu cellulaire, la tunique vaginale, la capsule articulaire du genou, la cavité thoracique et l'abdomen. Très-meurtrière quand elle attaque le cerveau, cette hydropisie offre moins de danger quand elle constitue un hydrothorax, une ascite, et surtout une anasarque; Fabrice de Hilden l'a vu guérir après un flux de ventre ou un épistaxis. Selon Itard, le liquide épanché est ordinairement limpide, peu abondant, presqu'entièrement aqueux. En écrivant cette proposition trop générale, sans doute, il avait l'hydrocéphale présent à la pensée; car il n'en est pas ainsi dans l'ascite aiguë, c'est-à-dire dans l'hydropisie peu intense et passagère qui succède par fois à la péritonite. Le même auteur distingue l'hydropisie aiguë, essentielle ou idiopathique, d'avec l'hydropisie aiguë secondaire; cette dernière est, dit-il, dans la plupart des cas, un résultat ou un symptôme de quelque phlegmasie membraneuse ou parenchymateuse, telle que la pleurésie ou la péripneumonie, la péritonite, l'hépatite, l'encéphalite, la méningite. Après avoir ainsi payé un tribut à la théorie scolastique, ce judicieux auteur se hâte de déclarer qu'entre l'une et l'autre il n'y a de différence que celle de l'intenticité plus ou moins grande de la cause qui les produit toutes deux. Dans la première, dit-il, c'est une irritation morbide qui provoque un surcroît d'exhalation de la part des membranes séreuses, sans qu'il en reste aucune trace après la mort; dans la seconde, le stimulus, poussé jusqu'à l'inflammation, détermine l'épaississement des membranes, l'exsudation d'une matière lactescente puriforme, des adhérences de fausses membranes et autres altérations persistantes. On regrette que l'habile observateur à qui l'on doit ces judicieuses considérations, se soit cru obligé d'admettre les anciennes théories qu'elles réfutent si complètement, et de donner le nom d'essentiel à un degré de l'irritation qui produit l'hydropisie, et celui de secondaire à un autre degré qui produit le même résultat.

Pour peu qu'on jette un coup d'œil sur les symptômes de l'hydropisie aiguë, l'on verra que ce ne sont que ceux de l'irritation d'une membrane, d'un parenchyme, ou du tissu cellulaire, plus ceux qui accompagnent la collection de sérosité. Cette collection n'est souvent reconnue qu'à la mort, parcequ'elle est ordinairement peu abondante, et tous les signes qu'on a indiqués comme annonçant sa présence dans l'encéphale, la plèvre et le péricarde, n'ont jusqu'ici été d'aucune utilité réelle. Si quelquefois un professeur de clinique étonne son auditoire en annonçant qu'on trouvera de l'eau dans la tête ou la poitrine, cette prénotion est fondée uniquement sur l'extrême fréquense de cet état, à la suite du trouble des organes contenus dans ces cavités ; en pareil cas sa prescience est un jeu à pair ou non, dans lequel il est presque certain de gagner. Nous avons déjà dit que l'incertitude du diagnostic se prolongeait quelquefois même après l'ouverture du cadavre.

Itard s'est attaché à tracer un tableau des phénomènes, et surtout des phénomènes sympathiques des hydropisies chroniques ; nous allons transcrire ce tableau fait avec soin : L'hydropisie chronique se décèle ordinairement par la plupart de ces symptômes : sécheresse, décoloration, flaccidité de la peau, couleur pâle et intumescence de la face, qui conserve toujours un air de saleté ; blancheur extrême, quelquefois un peu bleuâtre de la conjonctive, entièrement dépourvue de ses vaisseaux sanguins ; soif continuelle, urines épaisses, rougeâtres, bourbeuses, abondantes et très-disproportionnées avec les boissons, beaucoup moins épaisses dans l'anasarque, naturelles et peu diminuées dans l'hydrocéphale, etc. ; abattement moral ; dyspnée plus ou moins prononcée, lors même que la poitrine est exempte de tout épanchement, palpitations fréquentes, souvent idépendantes de l'état maladif du cœur ; faiblesse et abattement, plus marqué après le sommeil constamment troublé par des rêves fatigans ; empâtement dans quelqu'un des membres du même côté qui est le siége de la collection ; dégoût des aliments, flatuosité par haut, apathie, tendance à l'inaction, molesse, crainte de la mort. Lorsque la cavité qui renferme le liquide a des parois extensibles, elle se dilate, prend un volume considérable ; les côtes se soulèvent, si c'est dans la plèvre; les sutures s'écartent, si c'est dans le crâne : si c'est dans le péritoine, la tumeur percutée d'une main, l'autre étant appliquée à l'opposite du lieu frappé, on distingue aisément la fluctuation du liquide, parceque celui-ci est toujours abondant, excepté au commencement de l'épanchement. Cette fluctuation peut être masquée par une complication. Dans l'anasarque, elle est peu sensible ; mais, si on appuie le doigt avec une certaine force, l'enfoncement qu'il produit ne se dissipe pas de suite.

On se tromperait beaucoup si l'on croyait trouver dans ces phénomènes la totalité de ceux qui précèdent et accompagnent les hydropisies chroniques. Il n'y a que les symptômes communs à toutes les hydropisies qui ont duré fort long-temps, et principalement ceux qu'on observe dans la troisième période de l'ascite, de l'hydrothorax, de l'hydropéricarde et de l'anasarque ; on y chercherait en vain les symptômes inflammatoires qui précèdent et accomprgnent, même jusqu'au dernier moment, ceux dont on vient de lire l'énumération ; pour être obscurs et souvent imperceptibles pour des observateurs inattentifs, ils n'en sont pas moins des indices précieux qui révèlent la véritable nature du mal. Dans quelques cas, les phénomènes inflammatoires manquent ou paraissent manquer, mais ces cas sont fort rares. Il n'en arrive guère ainsi que dans les derniers moments des hydropiques. Nous ne voulons pas en inférer la nécessité des émissions sanguines dans toute hydropisie et à toute époque de cet état morbide, car nous savons qu'il est des inflammations qu'on ne doit point attaquer par les antiphlogistiques ; mais nous savons aussi que ce sont là précisément les inflammations que l'on guéri le plus difficilement. Nous en tirerons la nécessité d'attaquer toute inflammation dès son début, afin de n'être plus tard, forcé de demeurer tranquille spectateur d'une mort qu'on aurait pu prévenir dans tous les cas lors du commencement de la maladie. Il faut donc, sans hésiter, recourir à notre nouveau procédé qui, mis en usage en temps utile, peut être considéré comme infaillible, surtout chez les personnes encore jeunes.

L'hydropisie aigue passe à l'état chronique sous l'empire des conditions qui favorisent davantage ces affections ; il est inutile de répéter que ces conditions sont le séjour dans les pays humides, les saisons où l'humidité prédomine, la prédominance lymphatique. Dans toutes ces circonstances, on voit se développer rapidement les symptômes d'hydropisie chronique indiqués plus haut, diminuer et s'effacer presque complétement les phénomènes d'inflammation. Des hydropisies *sympathiques* s'établissent dans les tissus analogues à celui qui est affecté. On a prétendu que cette extension de l'épanchement séreux était l'effet d'une transudation mécanique plutôt que vitale ; c'est ce qu'il faudrait démontrer. On dit que les vieillards qui ont les jambes œdémateuses, sont exposés à des accidens mortels lorsqu'ils gardent long-temps le lit, parceque la position horizontale fait disparaître l'enflure des extrémités inférieures, mais il ne peut en être ainsi qu'à la fin des hydropisie chroniques, et rien ne prouve que ce soit par l'effet d'une métastase de la sérosité sur un organe important ; si cette métastase avait lieu par la transudation, on verrait successivement les genoux et les cuisses se tuméfier avant l'apparition des accidens. C'est par l'effet d'un épanchement cérébral que mouraient subitement des malades qui, selon Stoll, périssaient par l'effet d'un simple œdème des membres inférieurs, quand il se livraient au sommeil. L'inflammation est une cause plus certaine de la mort des hydropiques. Ainsi on voit s'exaspérer celle qui a produit l'hydropisie, ou bien la membrane séreuse, sympathiquement provoquée à verser de la sérosité, s'enflammer elle même ; une mort prompte a lieu dans l'un et l'autre cas. Cette recrudescence de l'inflammation, cette apparition d'une phlegmasie nouvelle est annoncée par le redoublement des douleurs, et souvent par la chûte des forces seulement ; l'ouverture des cadavres en révèle seule l'existence dans plusieurs cas. Lorsque le péritoine, par exemple, ne s'est enflammé que tardivement, les traces de phlegmasie sont peu marquées, il y a souvent des plaques brunes, et tout annonce que la gangrène a eu lieu. On conçoit qu'il en arrive facilement ainsi dans un tissu affecté depuis si long-temps, dans un corps radicalement affaibli par un long trouble dans la nutrition.

Rien n'est plus grave que le pronostic de l'hydropisie chronique ; il est rare que le malade en guérisse promptement. Nous ne pouvons admettre que l'hydropisie chronique essentielle ait pour cause une atonie primitive des exhalans et des absorbans, car cela supposerait que les exhalans affaiblis exhalent trop, de même que les exhalans fortifiés et que les absorbans affaiblis n'absorbent pas assez, de telle sorte que l'excès ou le défaut de forces produiraient des effets diamétralement opposés dans ces deux ordres de vaisseaux. Itard dit que les hydropisies chroniques essentielles sont difficiles à distinguer sur le vivant, et à constater dans le cadavre. Qu'est-ce donc qu'une maladie dont la théorie implique contradiction, et que les meilleurs observateurs ne peuvent ni distinguer, ni faire distinguer avant ni après la mort? Itard n'admet d'ailleurs d'autres différences entre l'hydropisie aiguë essentielle et l'hydropisie aiguë symptomatique, que l'intensité plus ou moins grande de la cause qui les produit toutes deux : la seconde est produite par l'inflammation, par conséquent la première est produite par un travail analogue, mais seulement moins intense ; l'hydropisie chronique symptomatique est produite par l'inflammation ou ses suites, donc que cette hydropisie est de même nature que l'hydropisie aiguë symptomatique. Celle-ci n'est pas due à la faiblesse, l'hydropisie aiguë essentielle non plus ; qui peut donc admettre encore que l'hydropisie chronique essentielle, s'il en existe, soit due à l'atonie?

On a donné le nom d'hydropisie essentielle à celle qui se manifeste en peu de temps à la suite des maladies aiguës, et, chose singulière, parceque l'on suppose qu'elle est due à l'atonie, on la range parmi les hydropisies chroniques, bien qu'elle soit aiguë! Si c'est le bas-ventre ou le système cellulaire qui en est le siége, l'issue en est ordinairement heureuse et la durée peu longue, surtout si les urines sont abondantes et déposent une matière sabloneuse.

Morgagni, dans un cas de cette espèce, annonça que la maladie aurait une fin heureuse, et l'événement justifia le pronostic de cet homme célèbre. Pour nous, nous n'hésitons pas à considérer cette hydropisie comme aiguë, éminemment active, sthénique, à la suite d'une inflammation du péritoine ou de la plèvre, quand elle a lieu dans la cavité de cette membrane, et, ce qui le prouve, c'est que la mort peut survenir, survient fort souvent, et même promptement, à la suite de ce produit plegmasique.

Parmi les hydropisies symptomatiques chroniques, les plus fréquentes sont celles que produisent les lésions des organes de la circulation, puis celles qui sont occasionnées par les phlegmasies chroniques des membranes et des viscères voisins. Sous le même nom, on comprend les hydropisies locales qui sont comme l'effet du trop plein d'une grande collection, telle que l'anasarque et l'hydrocèle tégumentaire qui se montrent dans l'ascite ou l'hydrothorax; telle est encore l'hydrorachis qui survient dans l'hydrocéphale, et enfin les collections séreuses consécutives, résultat de la rupture de quelque grand kyste ou de la destruction des hydatides. Les premières sont faciles à reconnaître; sauf toute fois l'hydrorachis; il est difficile ou plutôt impossible de distinguer les dernières des hydropisies par excès d'exhalation. Mais lorsqu'on voit le tissu cellulaire du scrotum s'infiltrer, l'anasarque se joindre à l'ascite, à l'hydrothorax, on a tort d'attribuer l'hydrocèle et l'anasarque à la transsudation du liquide, car l'hydropisie du tissu cellulaire commence par les mains, les pieds, avant d'envahir les bras, les cuisses et le scrotum; le contraire aurait lieu si le liquide cheminait de l'abdomen ou de la poitrine vers les extrémités inférieures ou supérieures. Nous ne croyons nullement que le liquide épanché dans l'arachnoïde crânienne descende mécaniquement dans l'arachnoïde vertèbrale: de ce que cela a lieu sur le cadavre, il ne faut pas en couclure qu'il en soit de même sur le vivant, ou bien il faut croire que ce versement a toujours lieu, ce que les faits démentent, puisque souvent la quantité de sérosité trouvée dans le canal vertébral est incomparablement plus petite que celle des ventricules cérébraux et même de la base du crâne.

Toute méthode de traitement qui ne repose point sur une connaissance approfondie de la nature et du siége du mal est le fruit d'un empirisme aveugle ou d'une hypothèse, et ne peut que dégoûter de l'exercice de la médecine tout esprit tant soit peu sévère. N'est-ce pas en effet du dégoût qu'inspirent tant de prétendues méthodes recommandées par la foule des pathologistes contre l'hydropisie; aucun d'eux presque ne part du principe qu'il ne suffit pas de vider un sac, mais de faire cesser une sécrétion morbide: évacuer directement ou indirectement, tel est leur unique but. Ils évacuent en effet, mais semblable au tonneau des Danaïdes, le tissu hydropique se remplit encore plus vite qu'on ne parvient à le vider. Nous pensons que la pathologie physiologique, bien comprise et bien appliquée, fera mieux qu'enseigner à guérir l'hydropisie, elle enseignera le moyen de la rendre aussi rare qu'elle est commune aujourd'hui. Il ne faudra pour cela que combattre les inflammations dès leur début, avec notre nouveau spécifique ; faire cesser partout les sacrifices les phlegmasies aiguës, ne pas nourrir les phlegmasies chroniques par des méthodes incendiaires. La vraie médecine est celle qui guérit, et, comme l'a dit Galien, la philosophie du médecin n'est que son expérience. Ces idées sont aussi vraies qu'ingénieusement rendues, néanmoins il est à décider que la hardiesse du médecin n'ait pas toujours d'autre excuse que l'exemple des empiriques et leurs succès grossis et multipliés par l'admiration du peuple de tous les rangs. Il est, sans doute, quelques signes auxquels on peut reconnaître que l'administration d'un remède héroïque, c'est-à-dire d'un remède qui peut être meurtrier, ne nuira point, et l'on ne saurait trop engager les praticiens à la recherche de ces signes.

ORDRE DU TRAITEMENT.

Prenez, suivant la stature du sujet, deux, trois, quatre, cinq ou six poignées de têtes de mouron (cette plante croît en abondance dans les champs et dans les jardins), fricassez ce mouron avec de la graisse douce, après quoi étendez-le sur un morceau de toile bien imbibé de vin éventé, puis appliquez-le sur la partie douloureuse ; ensuite mettez au-dessus de ce cataplasme plusieurs feuilles de nénuphar (cette plante croît toujours dans l'eau douce, dans les rivières et dans les étangs), passées un moment dans la poële, avec un peu de graisse douce. Ces feuilles doivent être également appliquées sur la partie affectée, mais un peu au-dessus du cataplasme. Il faut, en outre, faire usage de la boisson préparée comme il suit : prenez du caillou blanc, faites le rougir au feu, ensuite éteignez-le dans de l'eau de fontaine ou de puits et buvez cette eau à votre soif. Pour un litre d'eau, il faut du caillou de la grosseur d'un œuf d'oie. Il faut continuer ce traitement jusqu'à parfaite guérison.

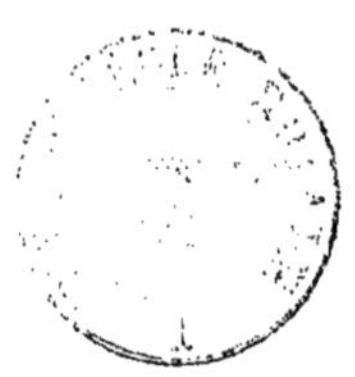

FIN.

www.ingramcontent.com/pod-product-compliance
Ingram Content Group UK Ltd.
Pitfield, Milton Keynes, MK11 3LW, UK
UKHW020401250726
13967UKWH00005B/2411